Liebe Mandala-Liebhaber,

es freut mich, dass Sie sich für diese Mandala-Ausgabe entschieden haben.

Nicht ohne Grund können Kinder und Erwachsene sich stundenlang mit Mandalas beschäftigen. Das Ausmalen erfordert Geduld, Farbgefühl, Kreativität und Konzentration. Das Mandala wird so zum individuellen Erlebnis und zum persönlichen Kunstwerk.

Mandalas werden bis in die heutige Zeit als Meditationshilfe verwendet. Die Anordung um ein Zentrum hilft bei der Findung der inneren Mitte und entspannt den Geist in einer heutzutage immer schneller und lauter werdenden Umwelt.

Es macht Spaß, die Wirkung beim Ausmalen selbst zu erleben!

Die von mir entworfenen Mandalas in etlichen Ausgaben haben sich seit dem erstmaligen Erscheinen zu Bestsellern entwickelt. Das hat mich darin bestärkt, die erfolgreiche Reihe fortzusetzen und auch in Zukunft weitere neue Mandalas zu gestalten und diese zu veröffentlichen.

Ihr Andreas Abato

Bücher von Andreas Abato sind im örtlichen Buchhandel bestellbar und über den online-Handel erhältlich.

Das Werk einschließlich aller seiner Teile ist urheberrechtlich geschützt. Jede Verwertung außerhalb der Grenzen des Urheberrechtsgesetzes ist ohne Zustimmung des Autors und des Verlages unzulässig und strafbar. Das gilt insbesondere für Vervielfältigungen, Übersetzungen, Mikroverfilmungen und die Einspeicherung und Verarbeitung in elektronischen Systemen.
Printed in Germany · Herstellung und Verlag: BoD - Books on Demand, Norderstedt · Zeichnungen: Andreas Abato
ISBN 978-3-7322-9750-4

Die Bedeutung der Farben

Rot   Liebe, Leidenschaft, Ausdauer, Kaft

Blau   Ruhe, Kühle, Entspannung, Frieden

Gelb   Licht, Aktivität, Freude, Freiheit

Orange Lebensenergie, Freude, Mut

Grün   Natur, Kraft, Leben, Hoffnung

Rosa   Weiblichkeit, Sanftmut

Violett Selbstbestimmung, Geist, Glaube

Schwarz Würde, Standhaftigkeit

Weiß   Unschuld, Reinheit, Klarheit

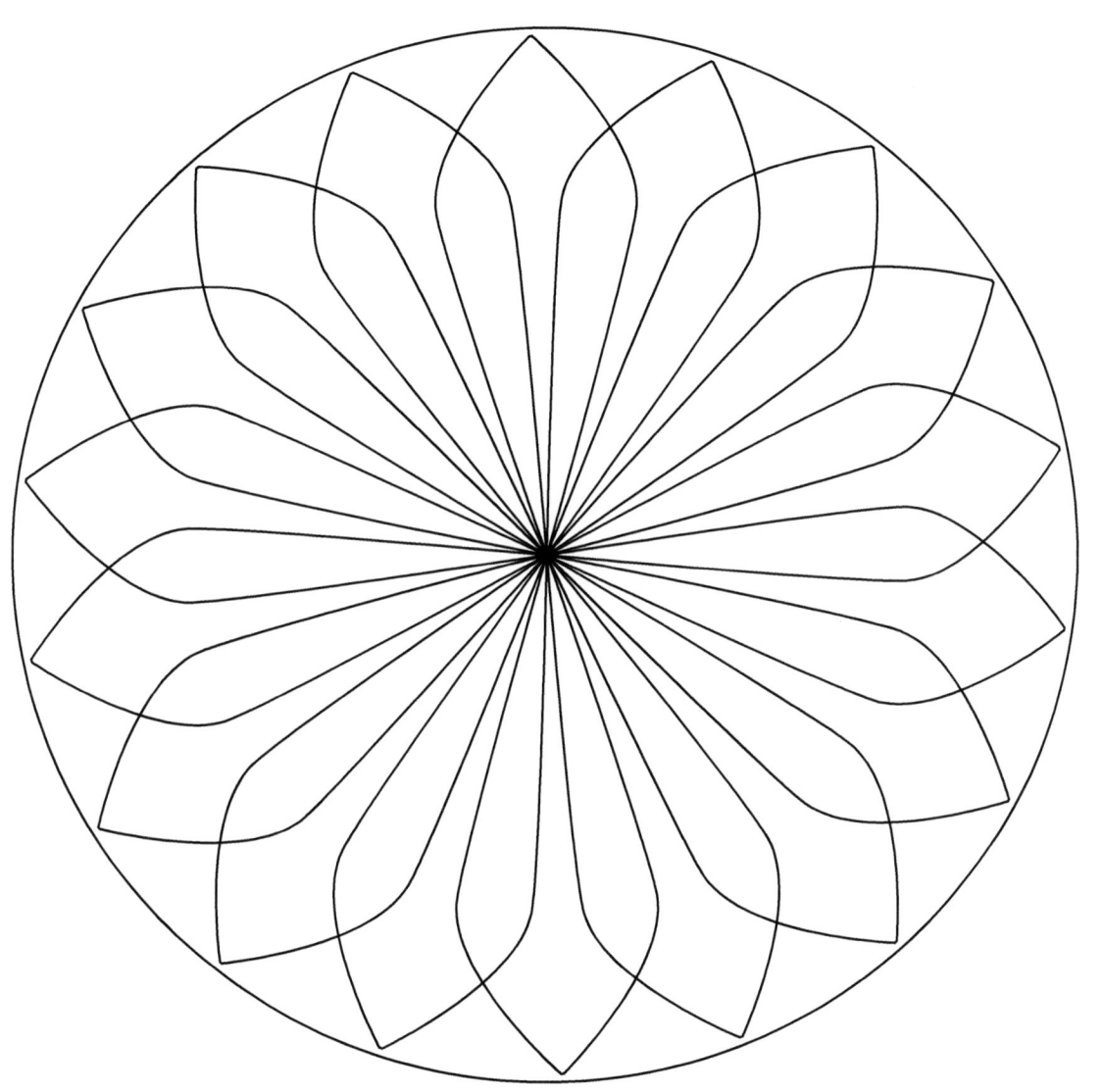

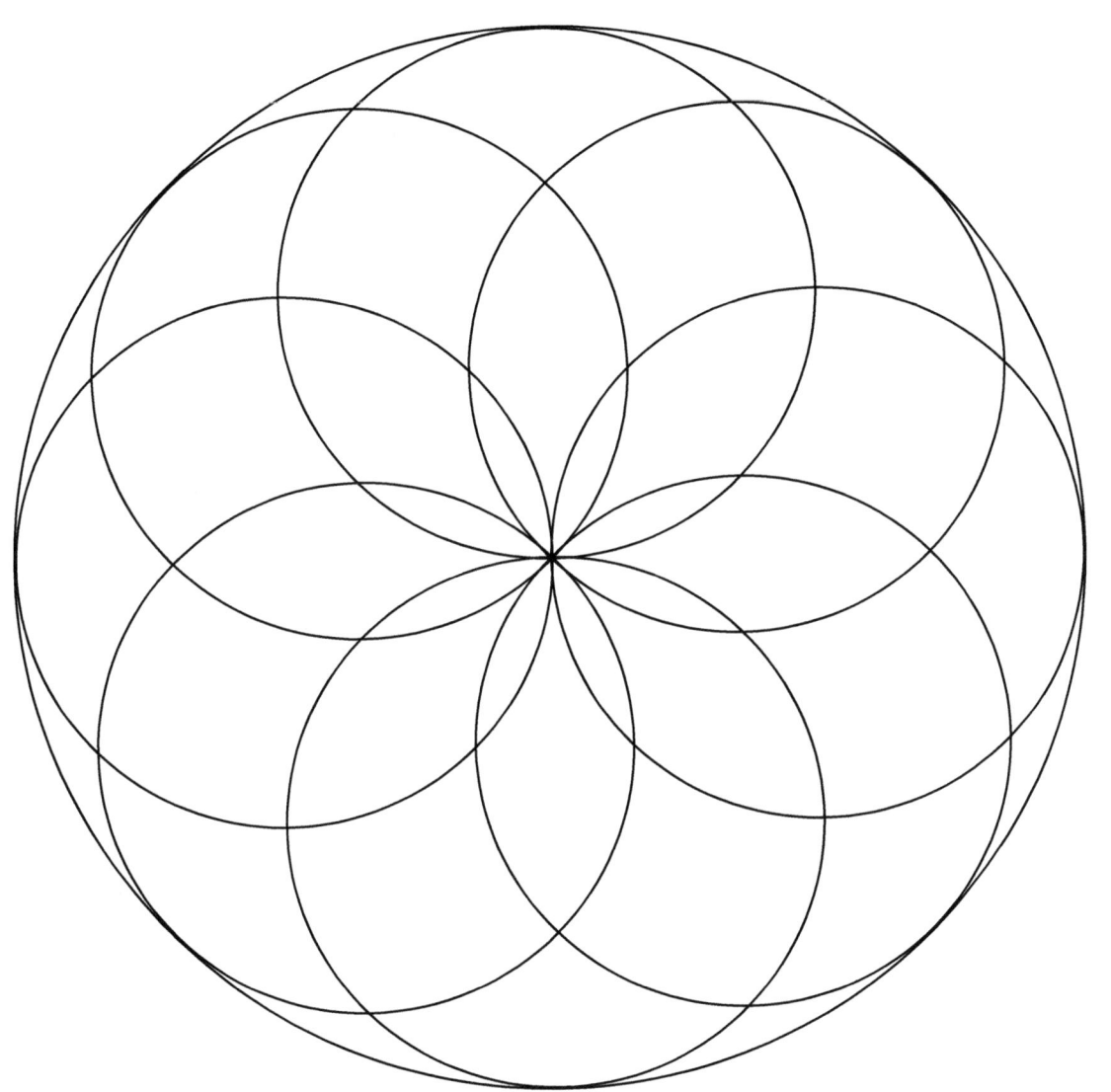

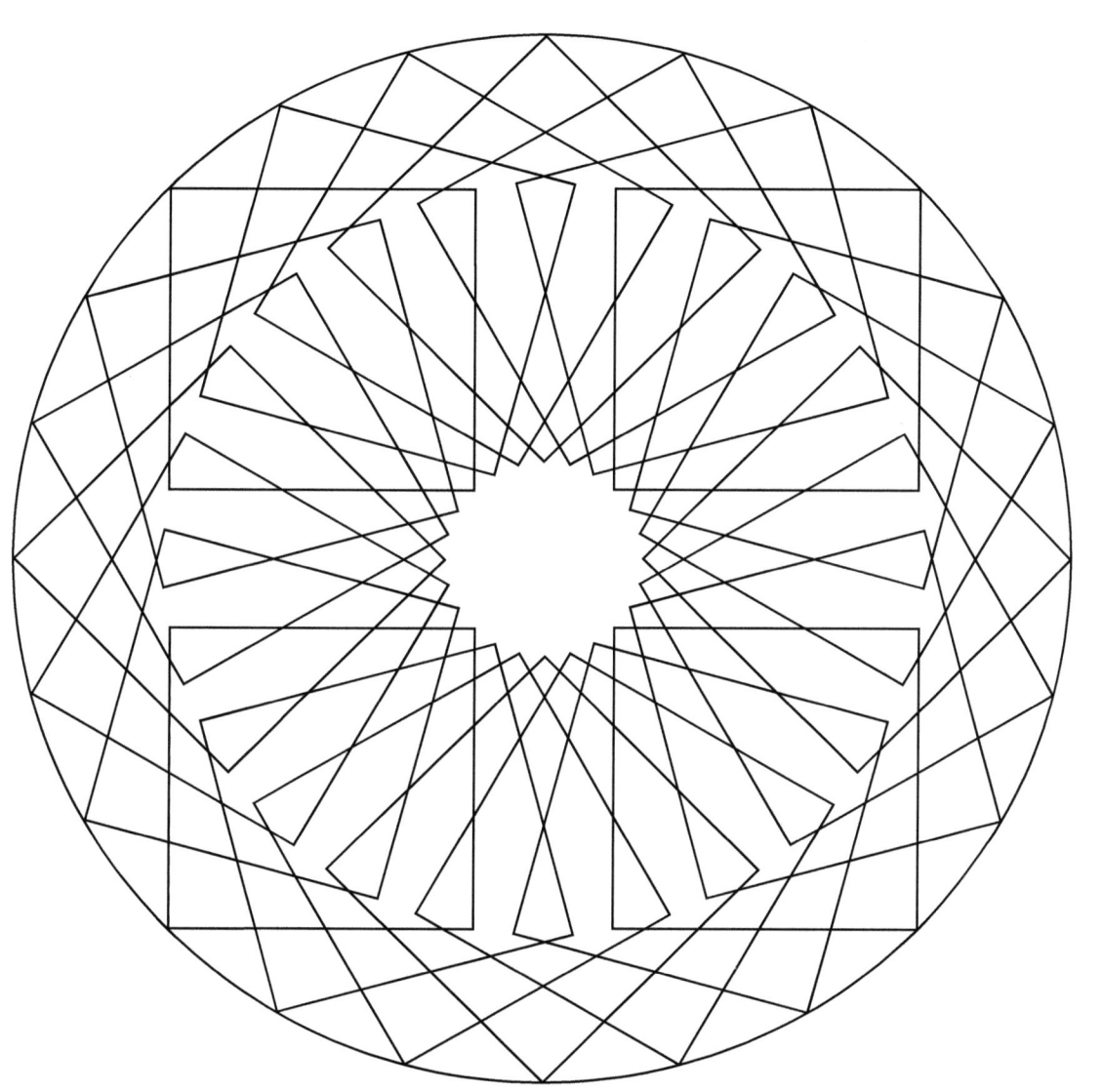

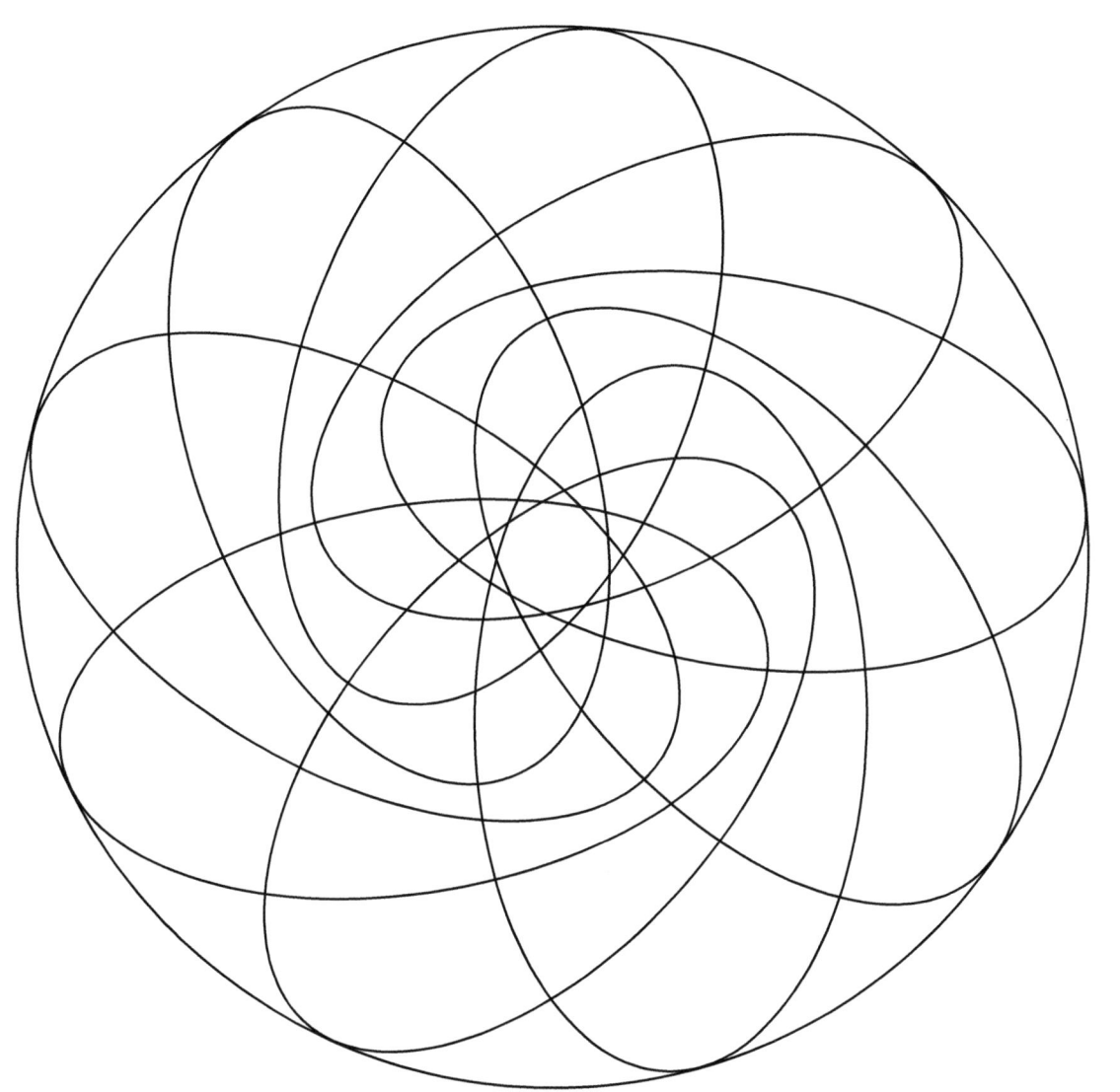

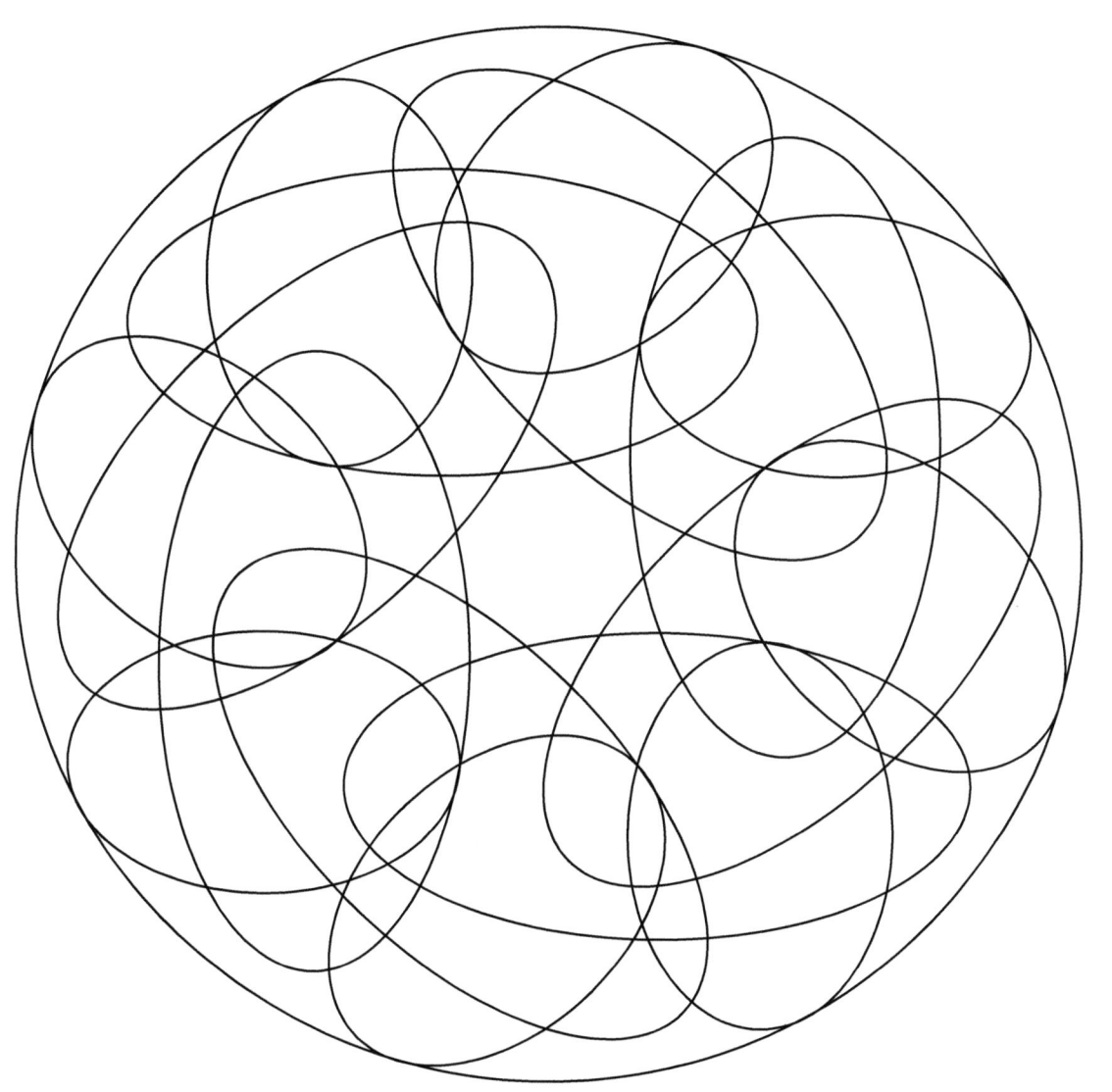

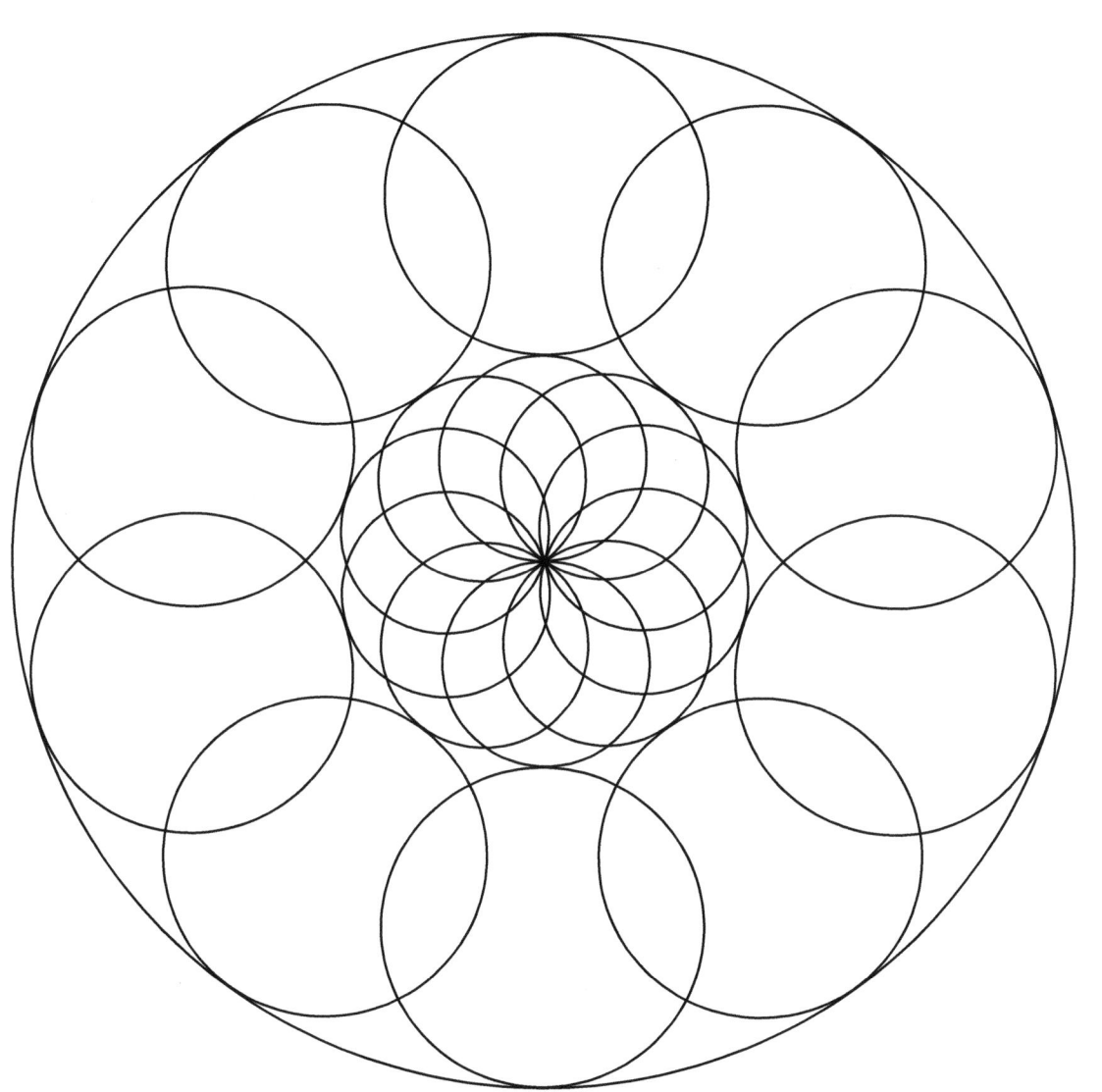

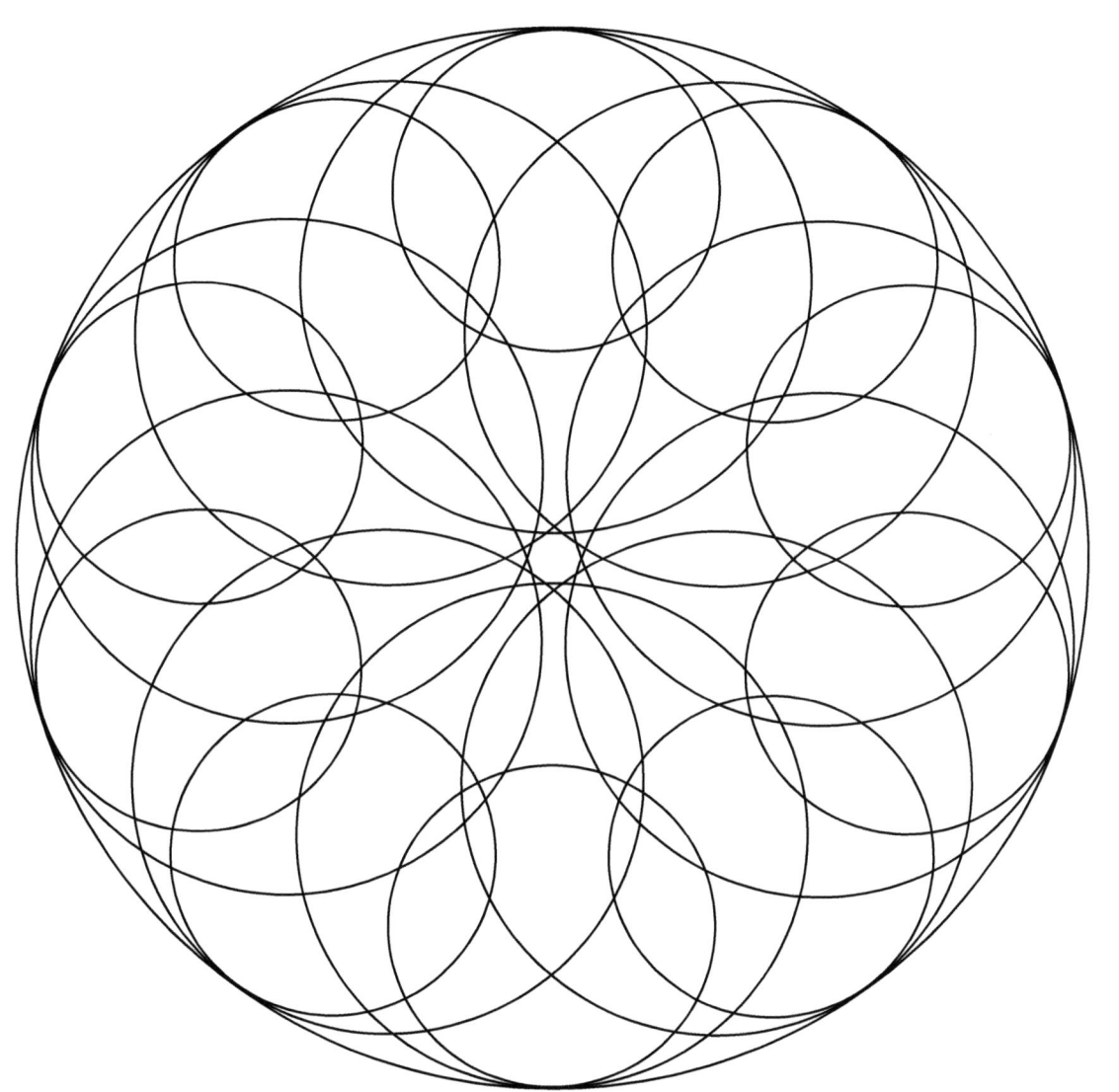

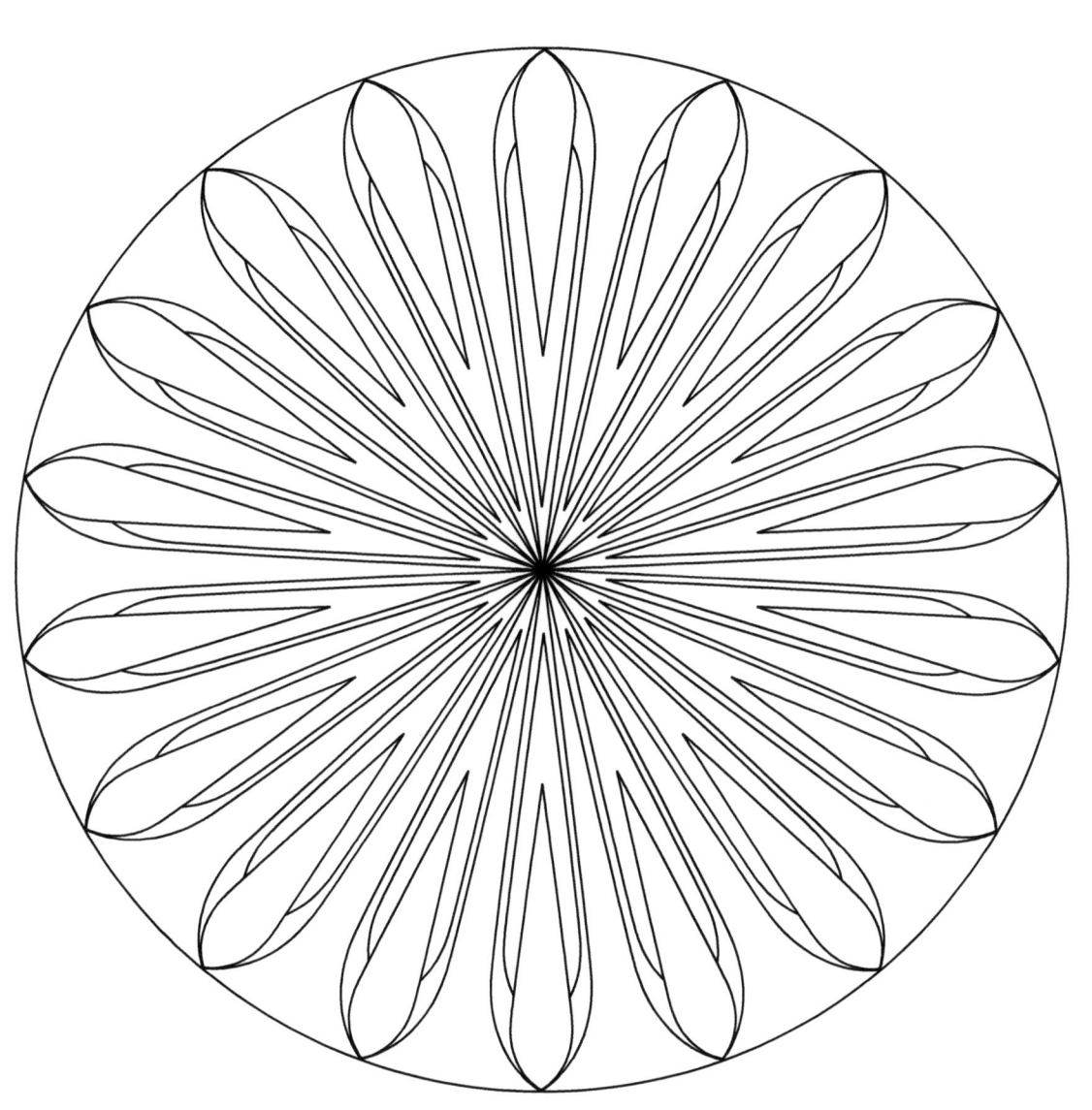

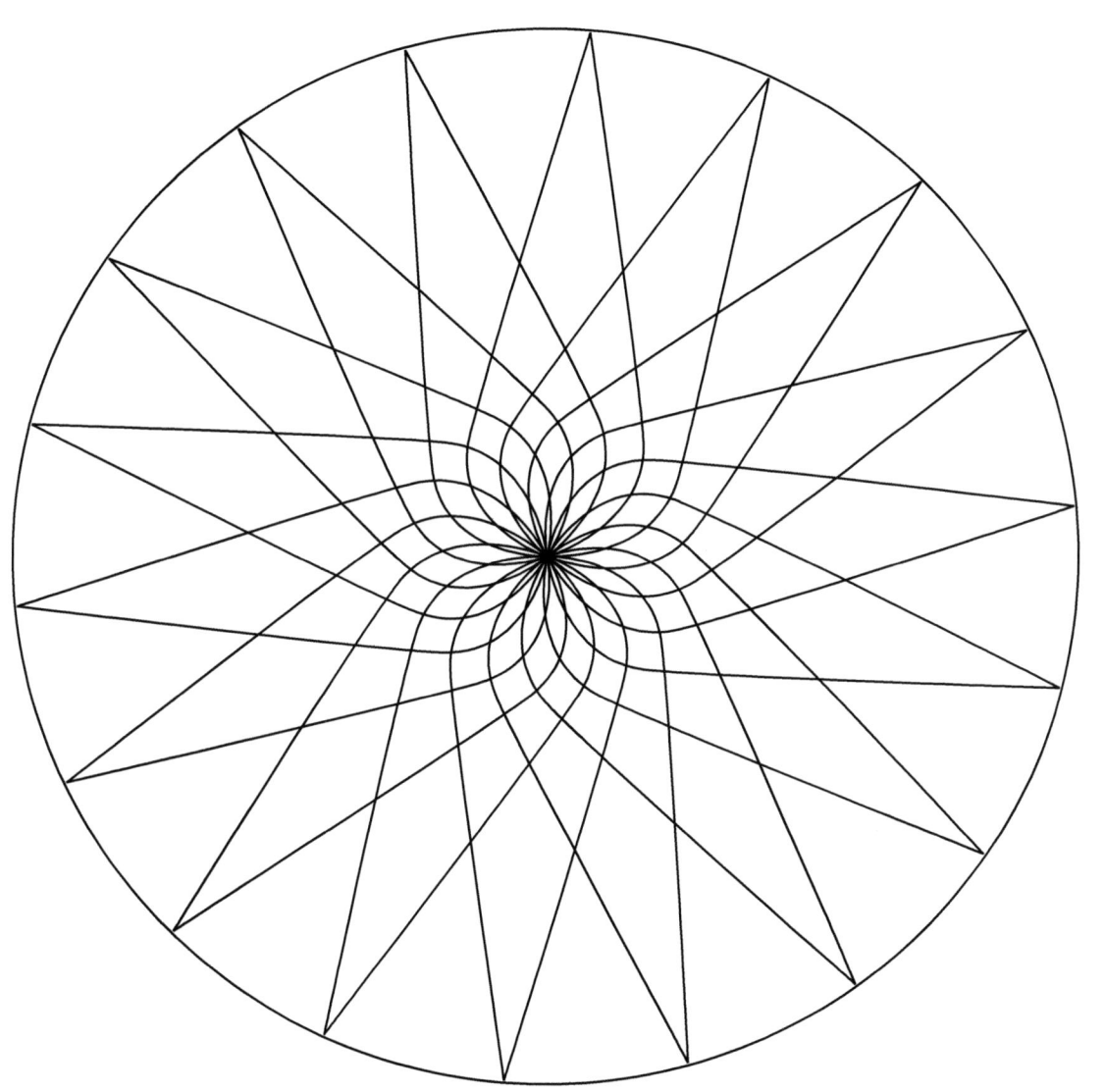

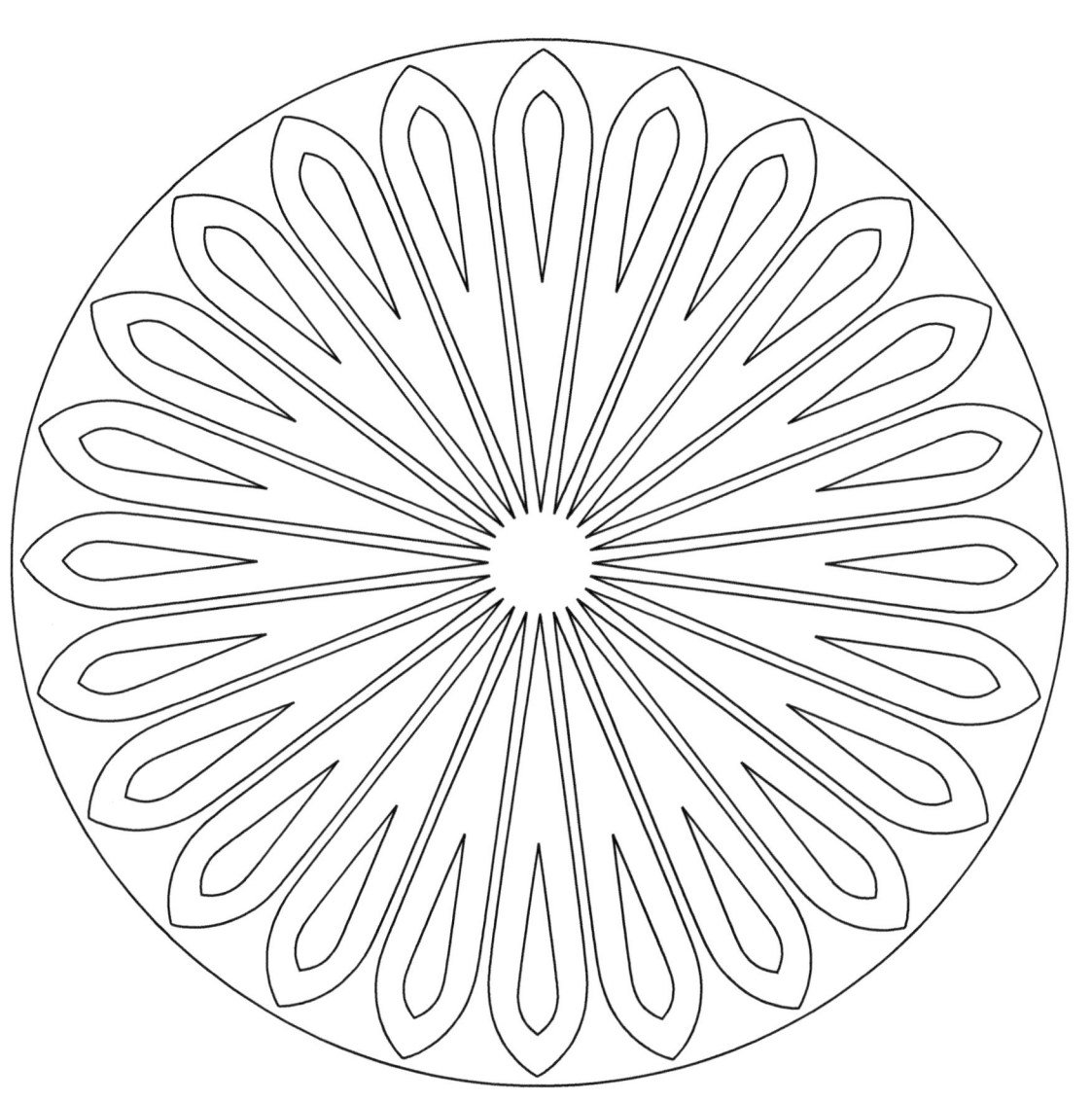

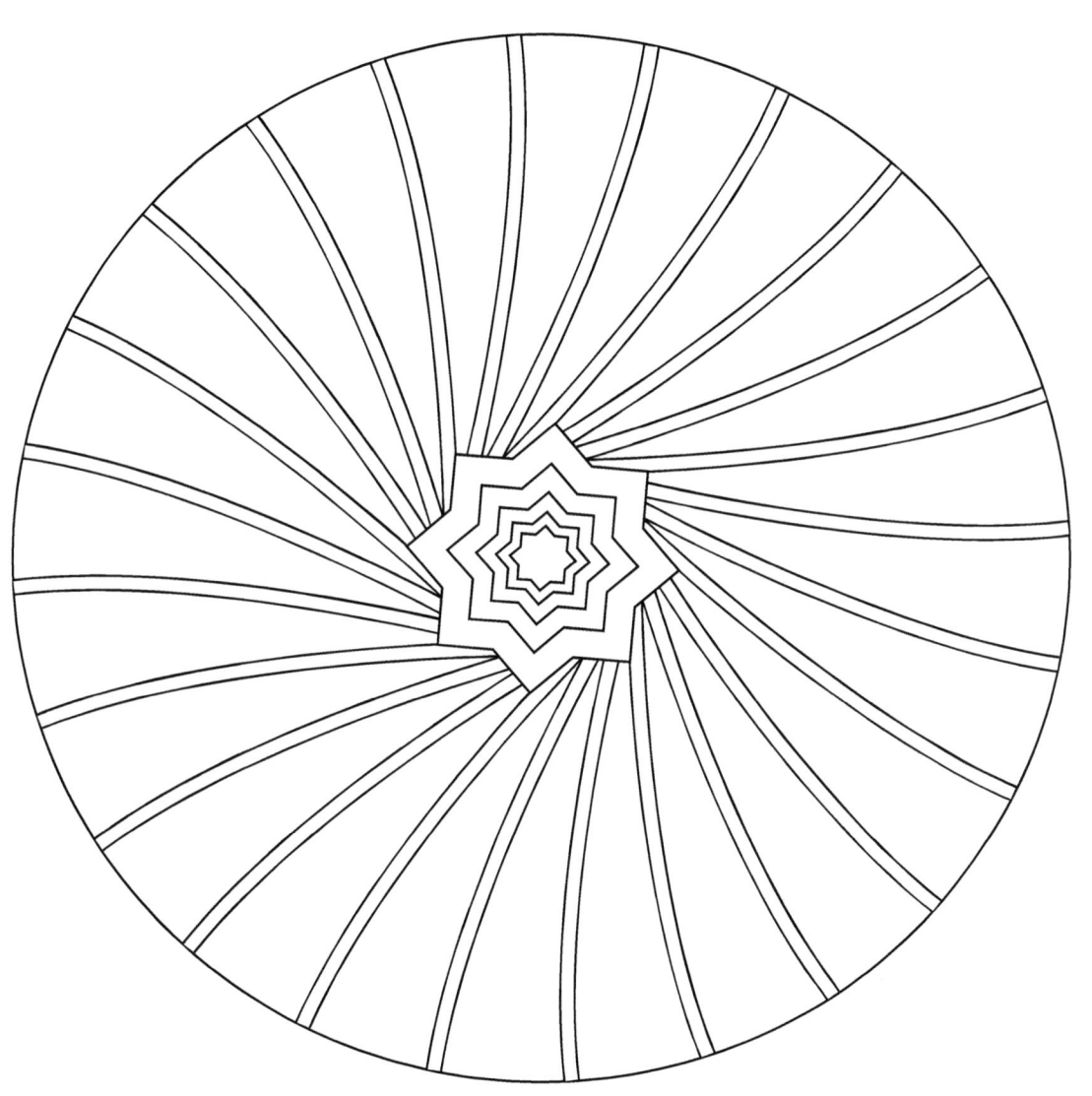

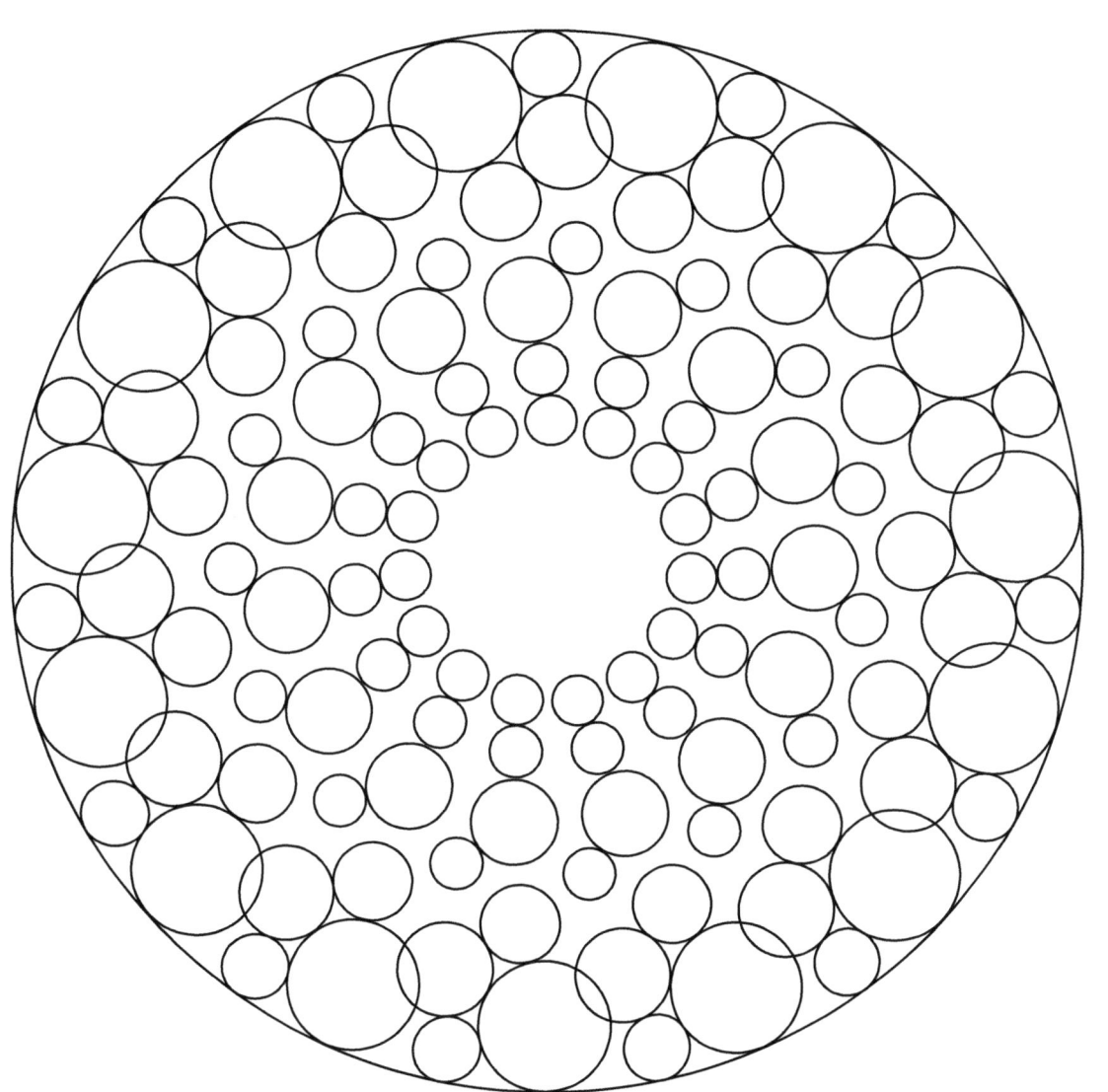

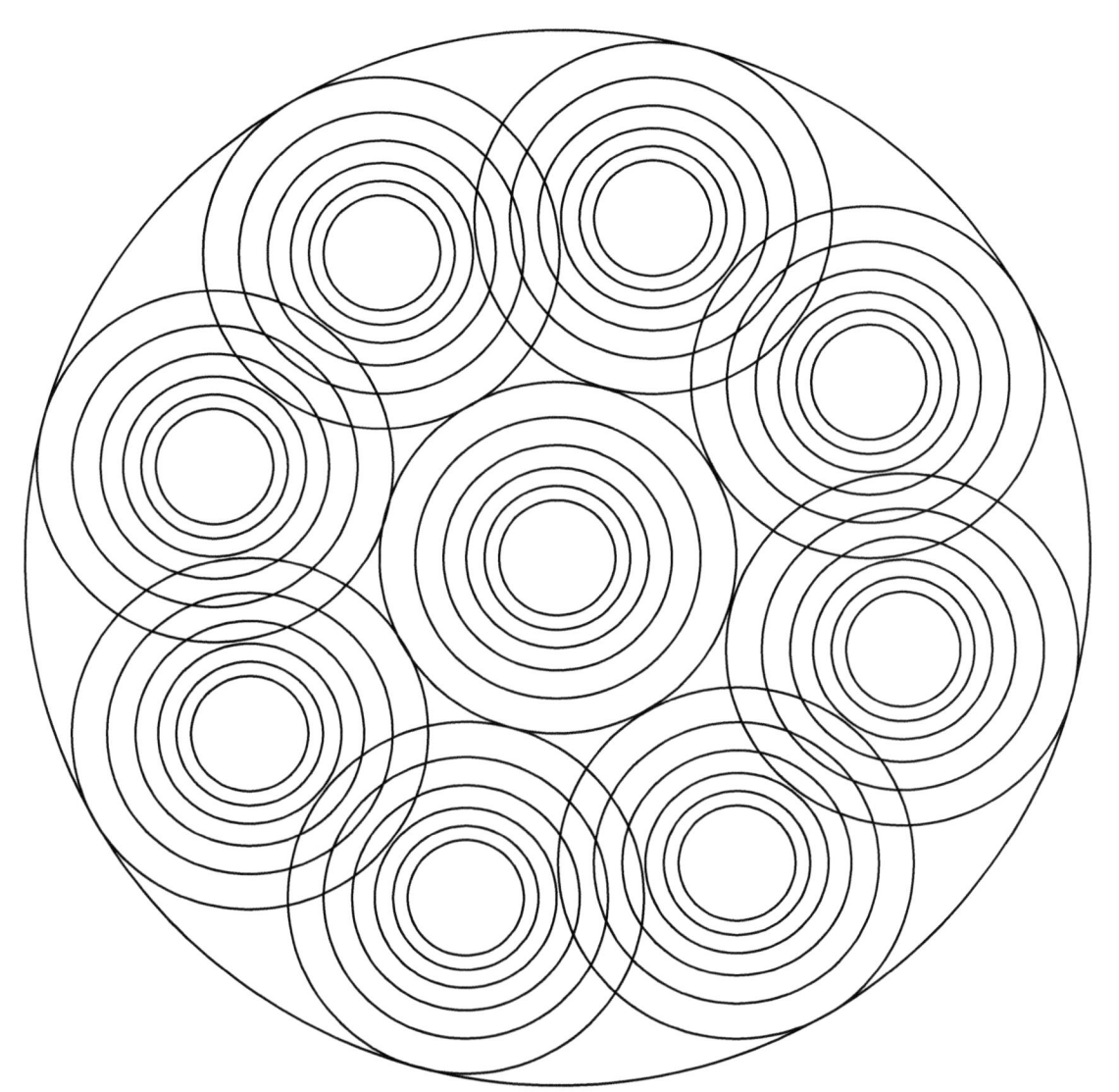

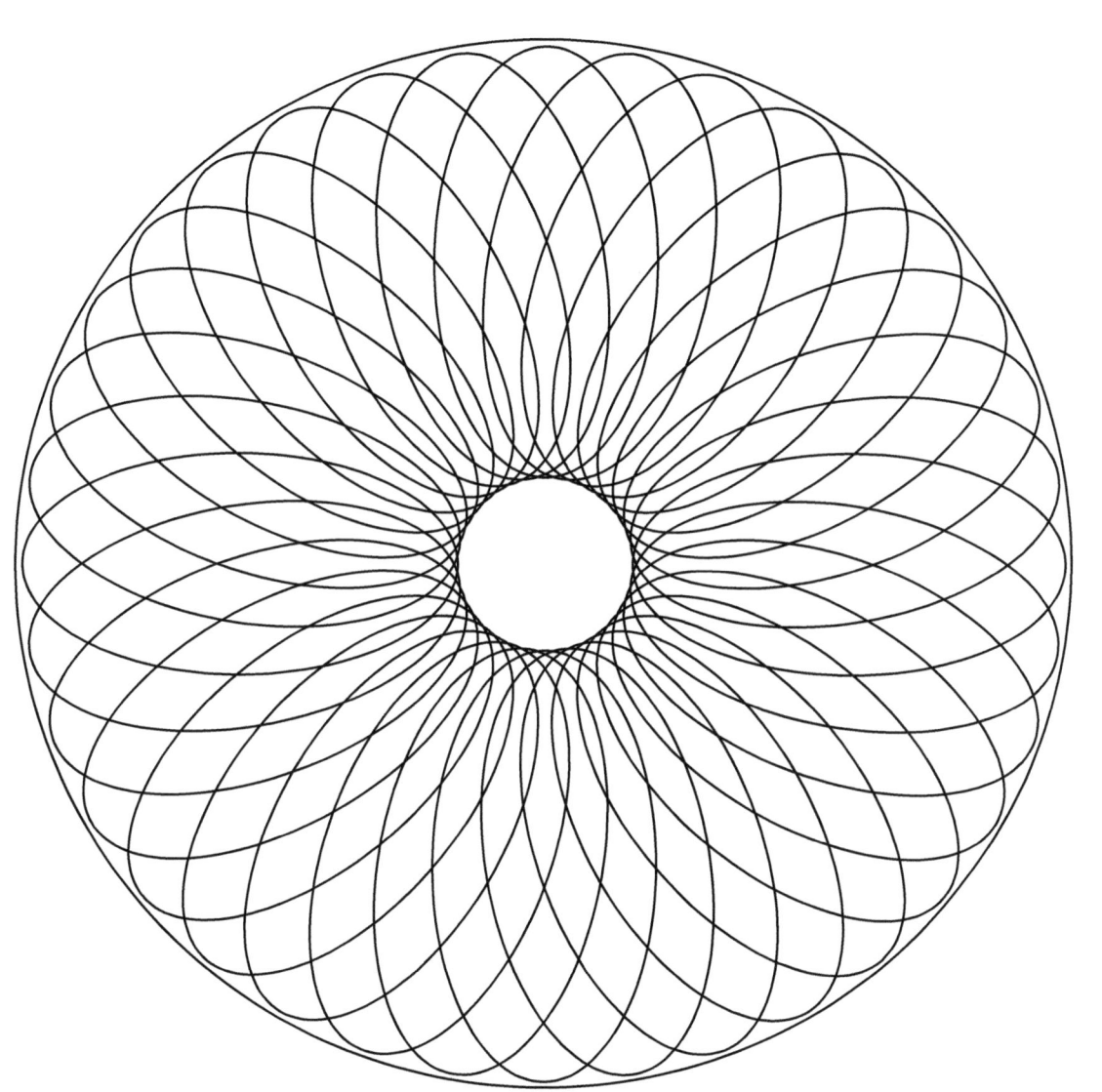

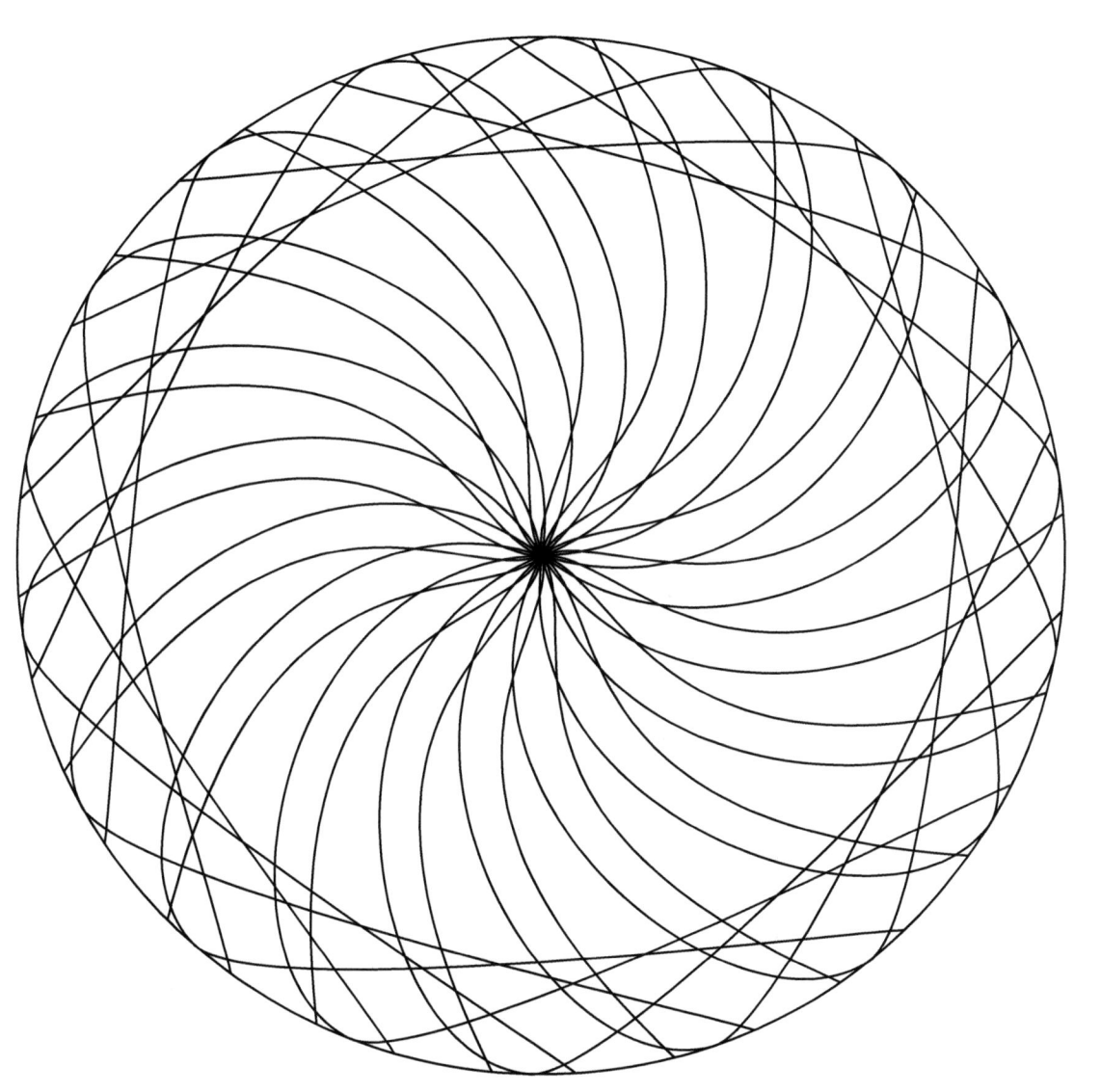

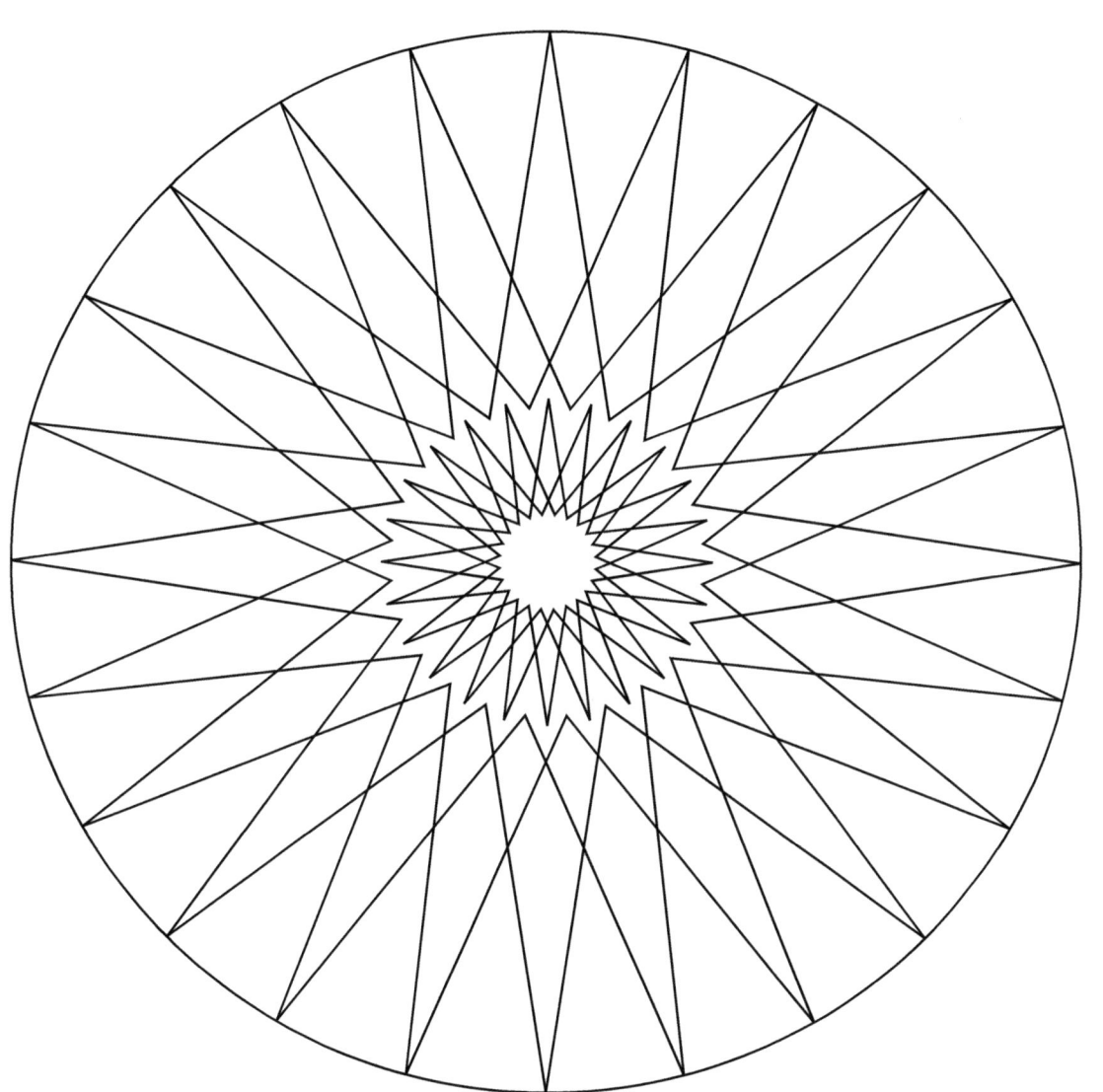

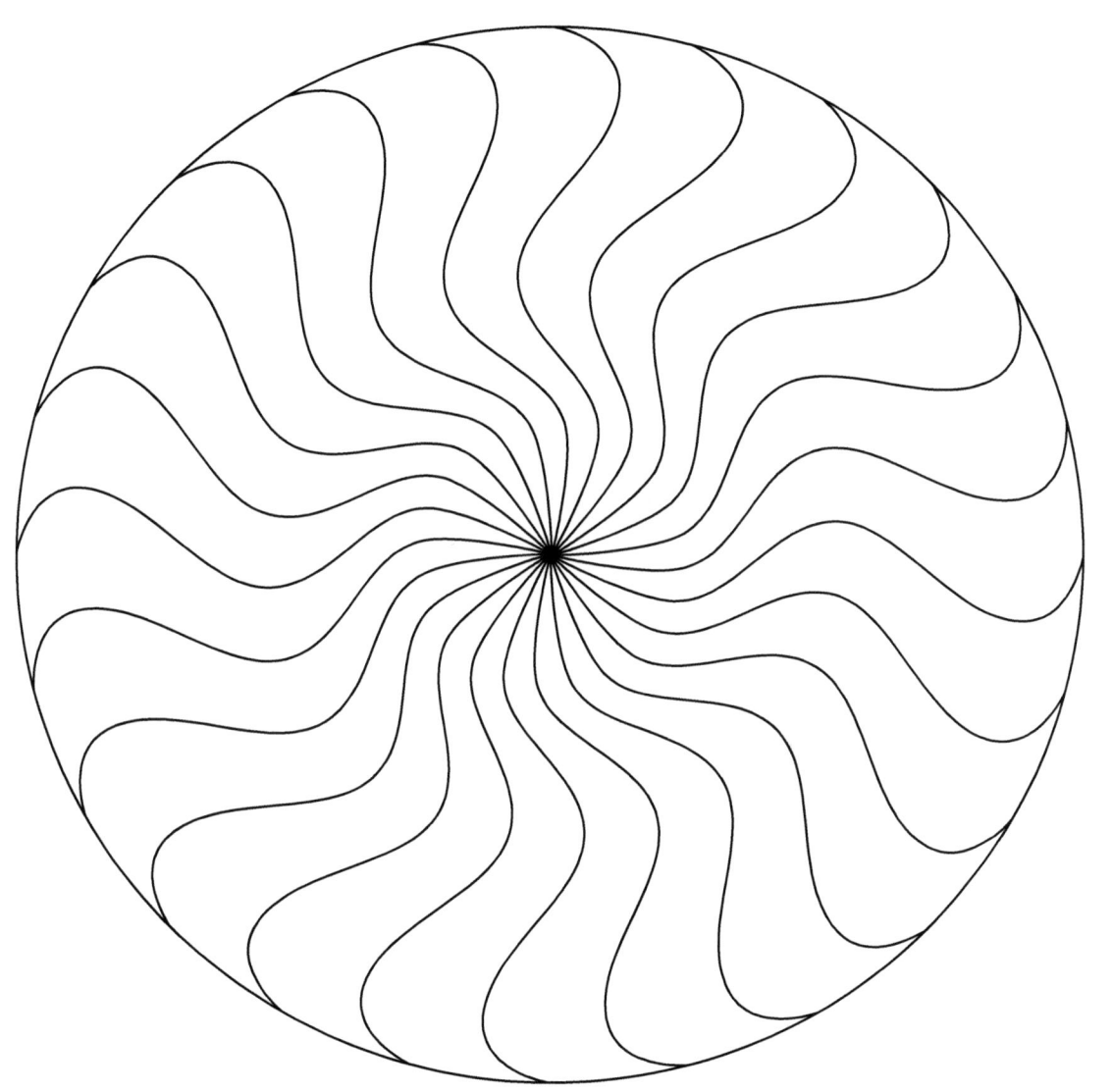

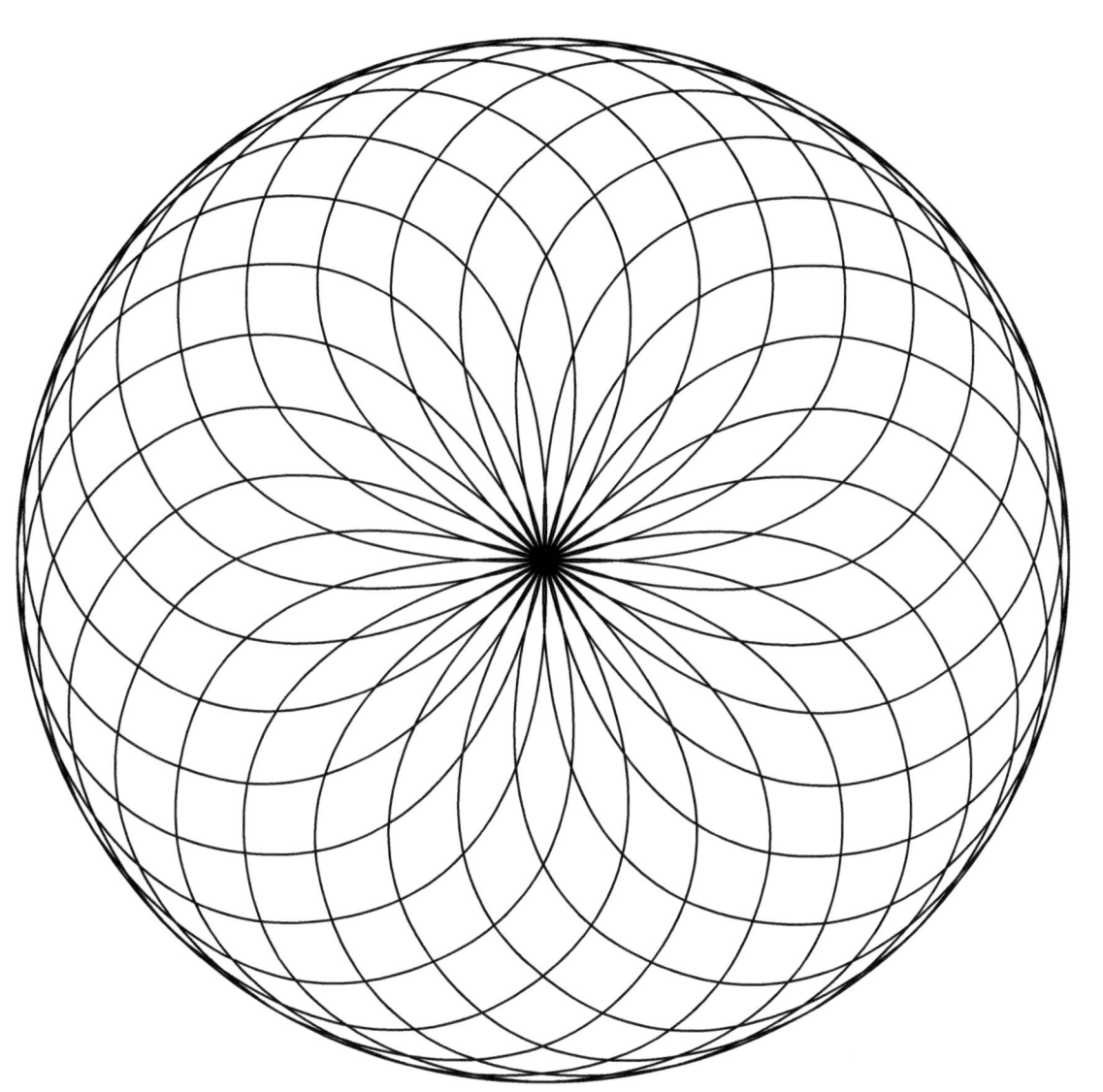

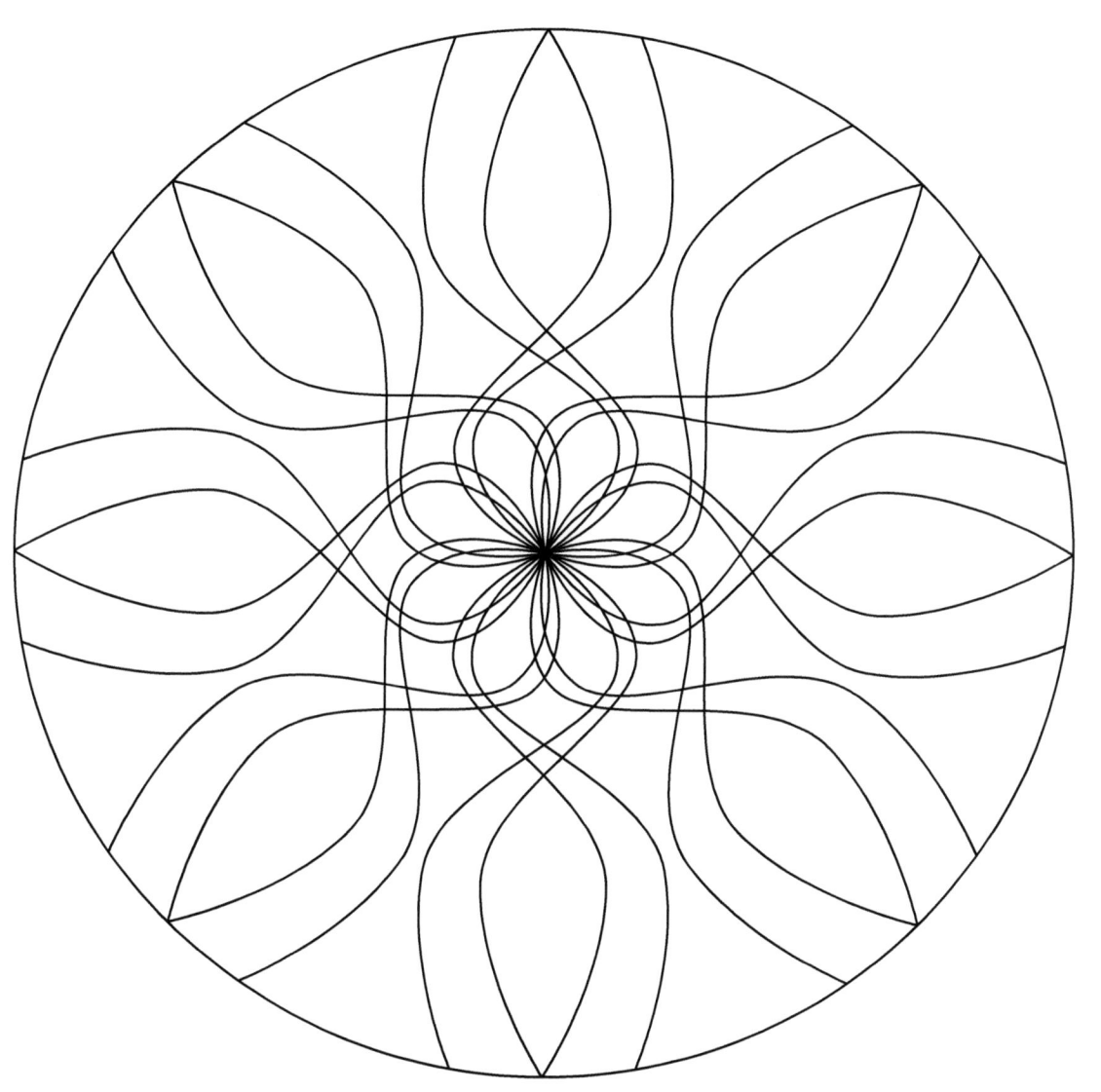

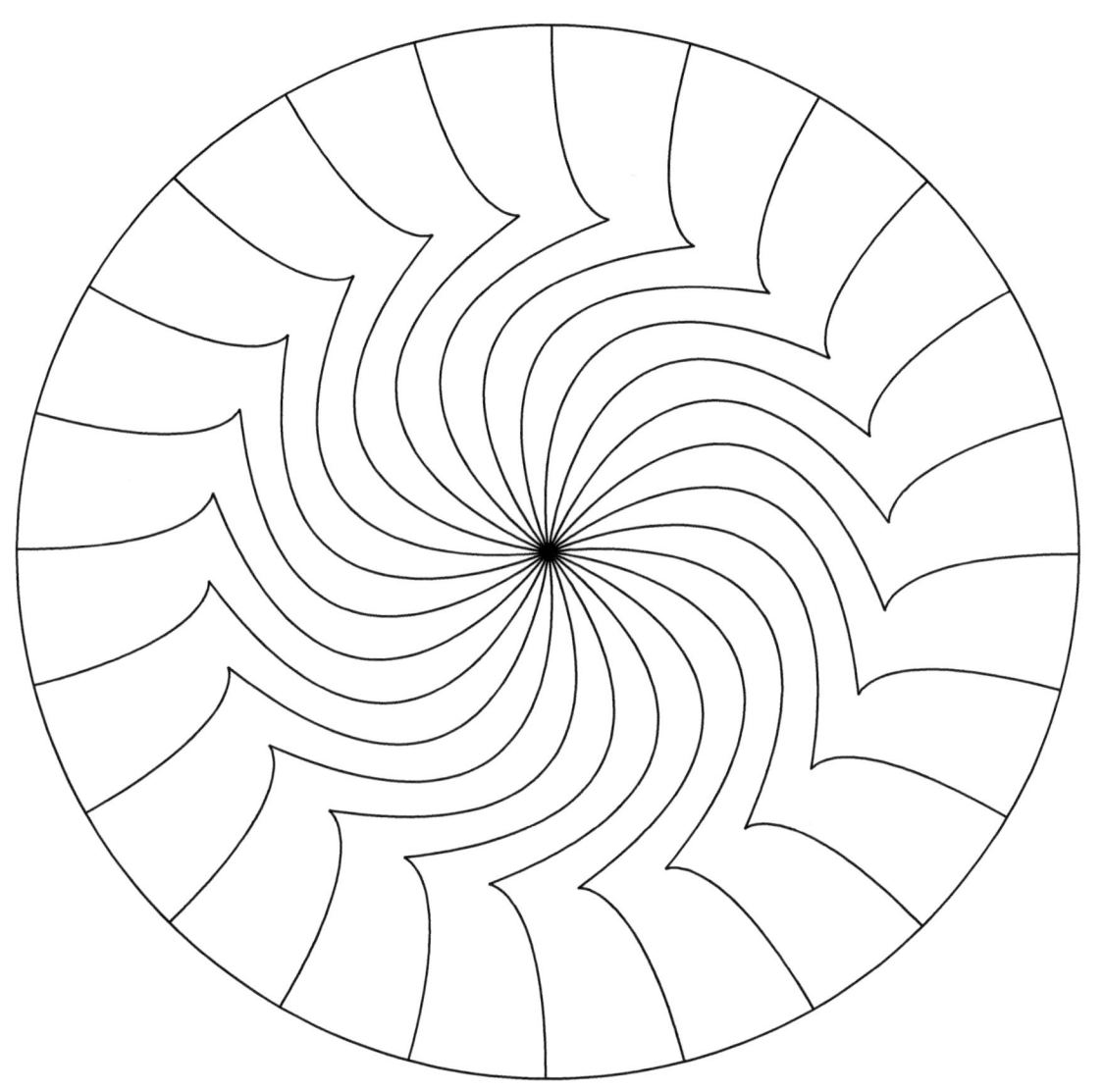

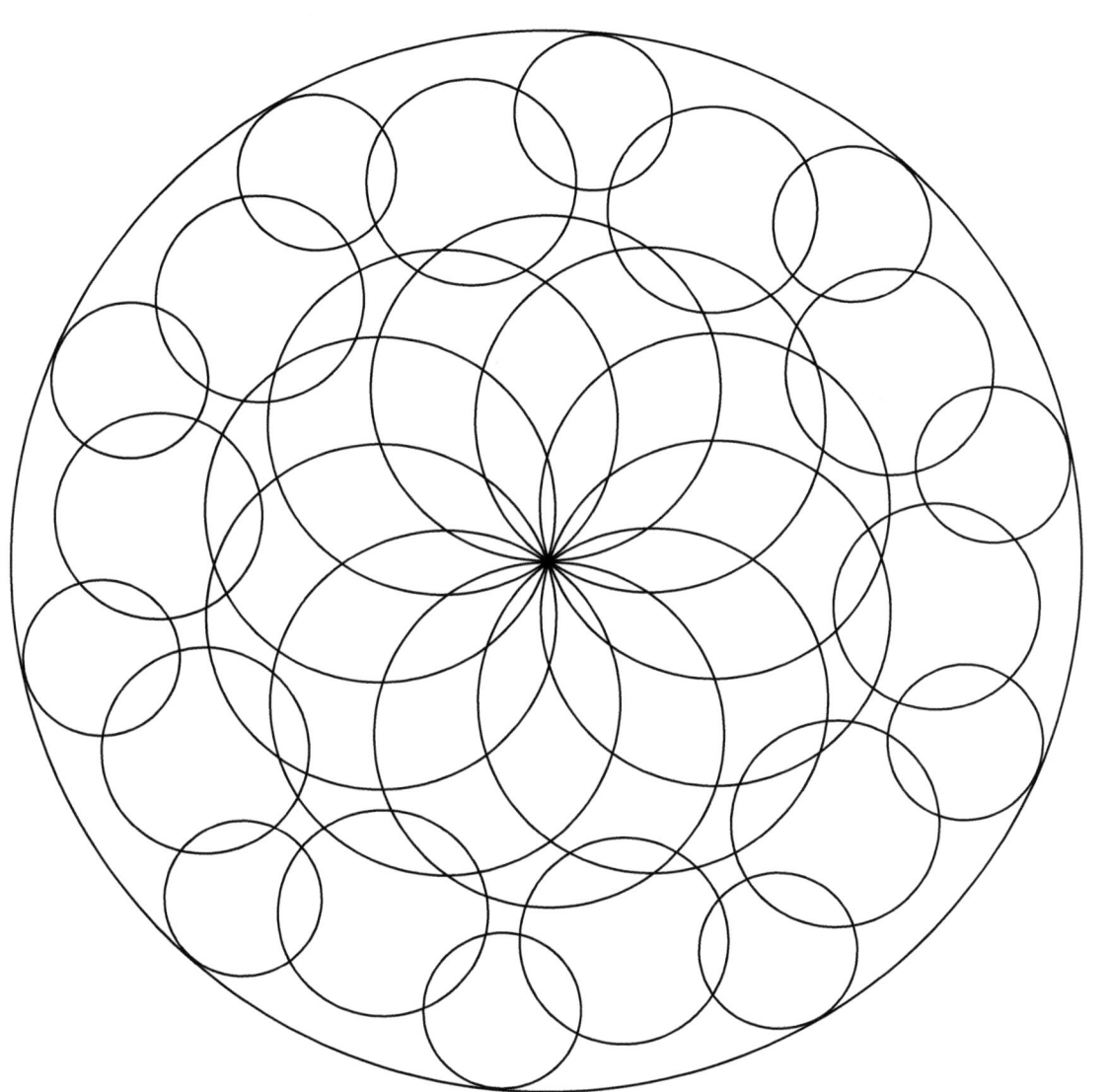

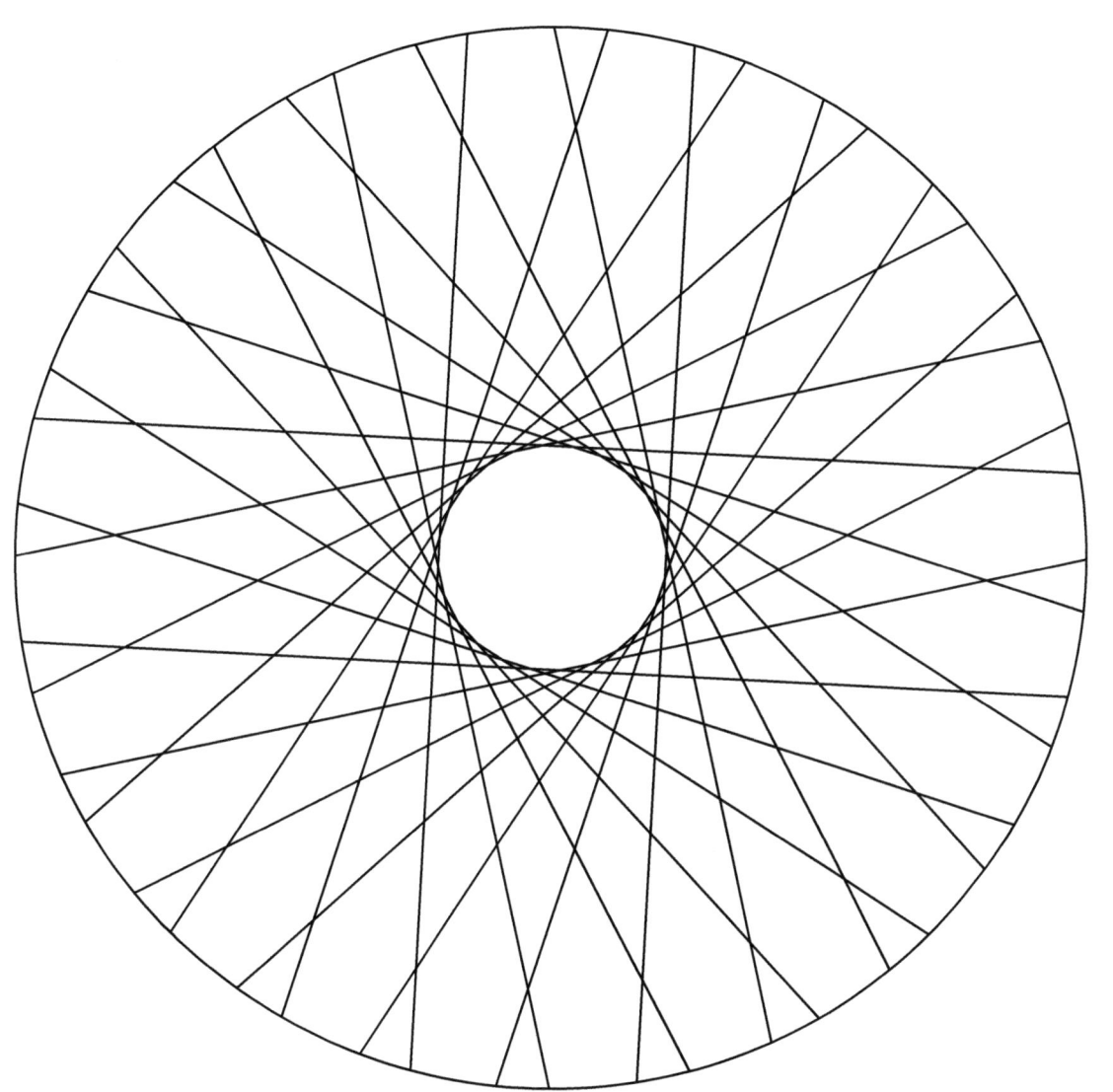

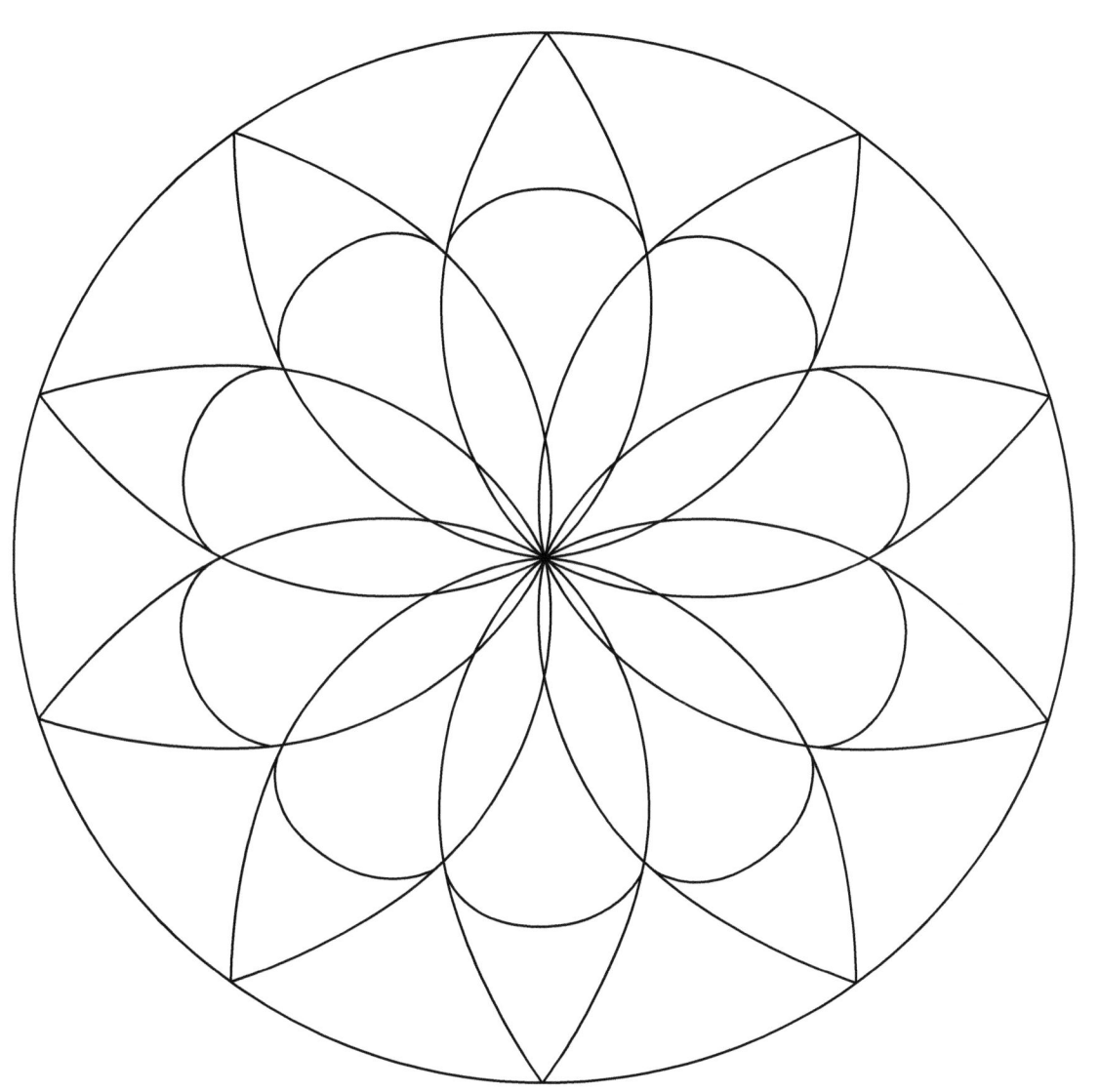

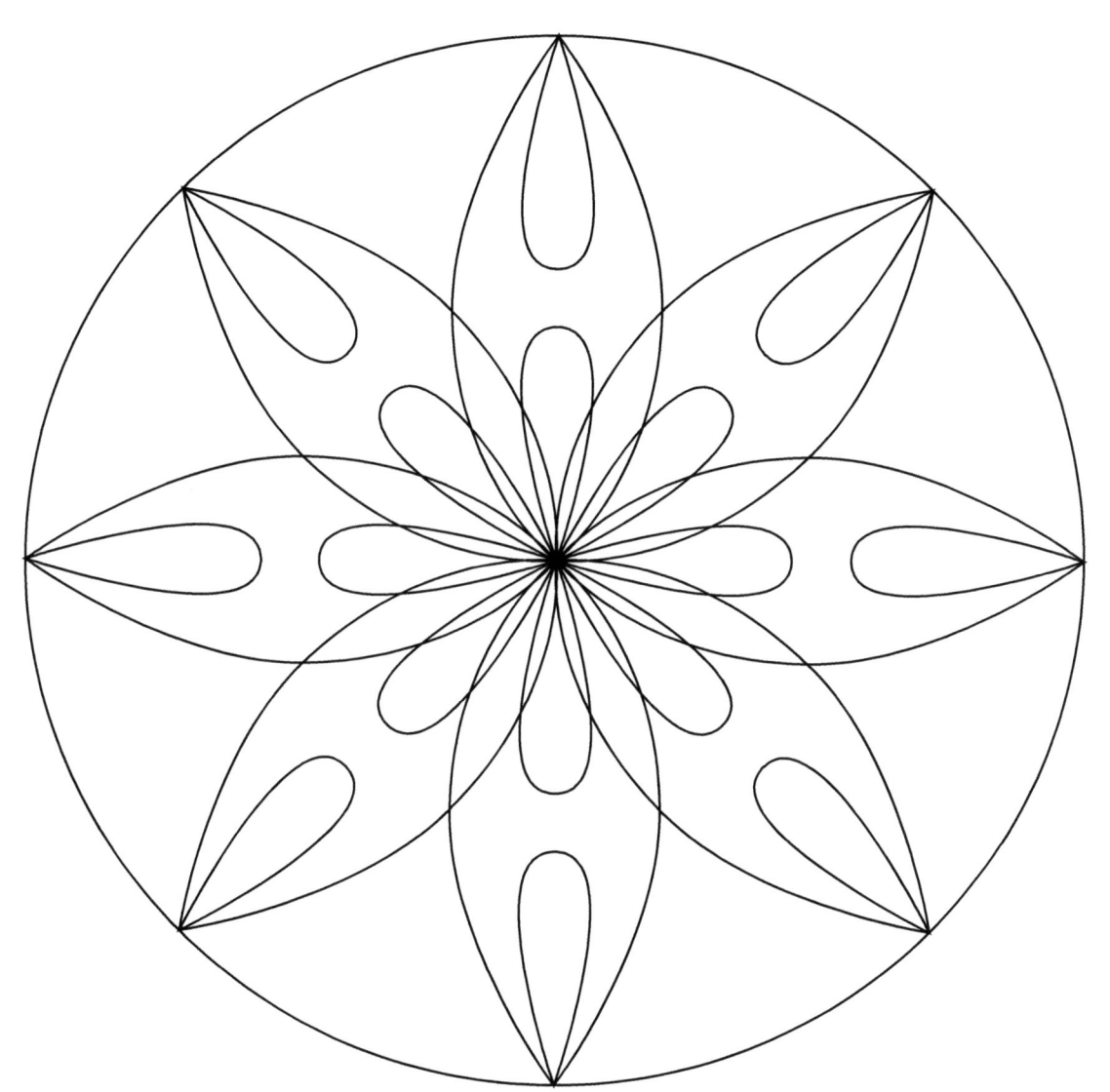

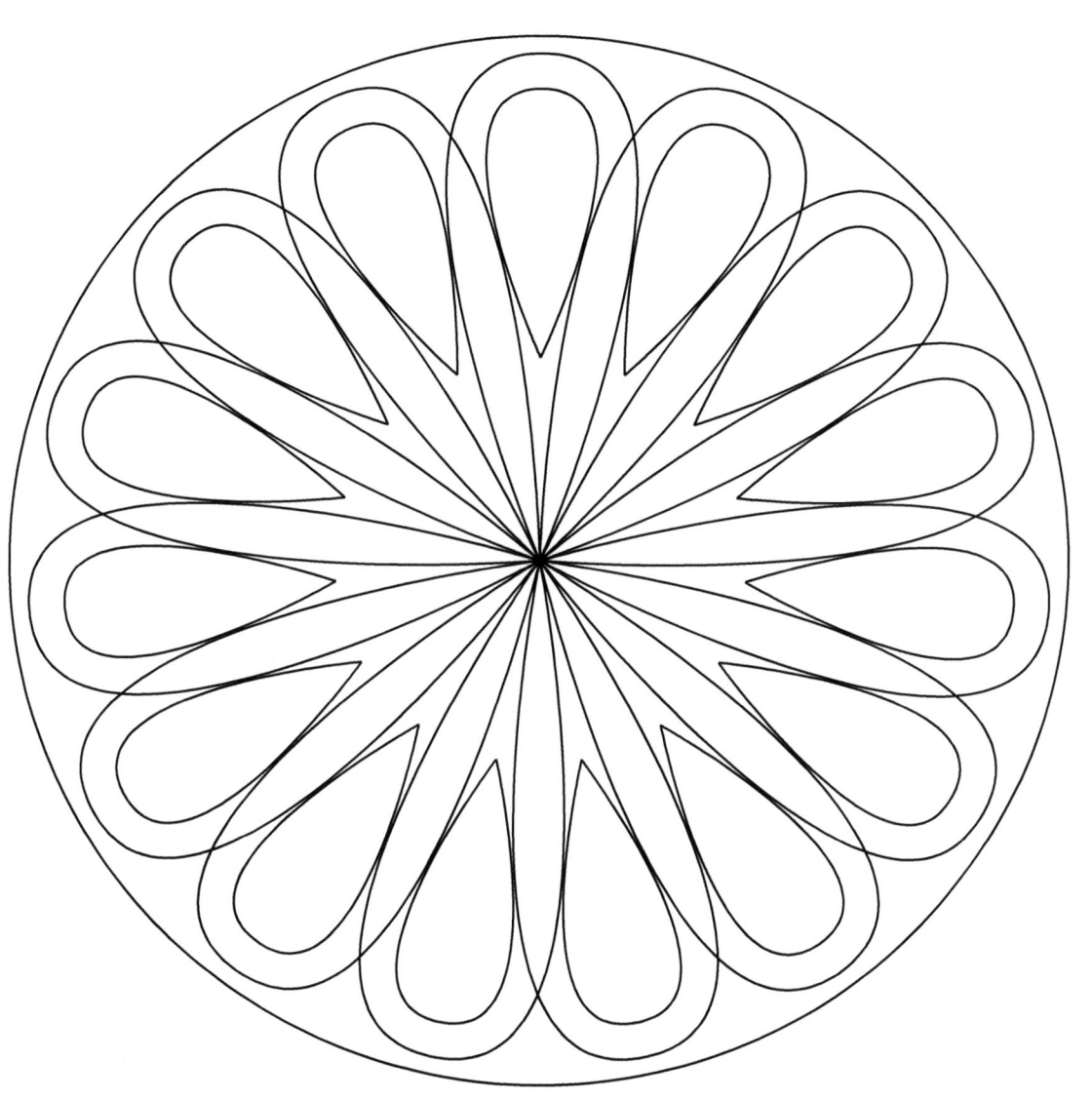

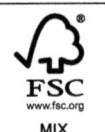